ACADÉMIE IMPÉRIALE DE MÉDECINE

SUR LA

MORTALITÉ DES NOURRISSONS

DISCOURS

PRONONCÉ DANS LA SÉANCE DU 28 DÉCEMBRE 1869

PAR

M. le Dr Em. CHAUFFARD

Membre de l'Académie impériale de médecine.

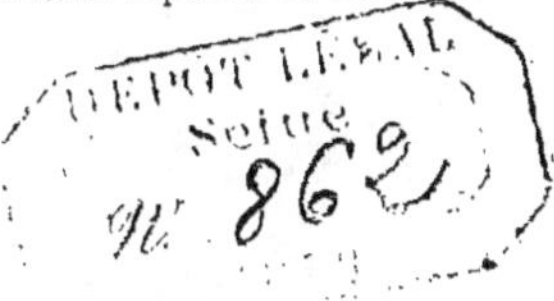

PARIS

J.-B. BAILLIÈRE ET FILS

LIBRAIRES DE L'ACADÉMIE IMPÉRIALE DE MÉDECINE

Rue Hautefeuille, 19, près du boulevard Saint-Germain

1870

SUR LA

MORTALITÉ DES NOURRISSONS

Messieurs, en reprenant le cours trop longtemps interrompu de cette discussion, je me rappelle involontairement les quelques mots suivants inscrits dans le rapport : « Soyez tous brefs, précis et topiques dans les réflexions et les observations que pourra suggérer la lecture des projets que nous vous soumettons. » Ces conseils de la commission, la forme pressante et presque impérative sous laquelle on les présentait, m'avaient un peu étonné, et ils ne me paraissaient pas un encouragement à prendre la parole sur la grave question qui s'agite devant vous. Il n'est pas facile d'être bref, précis et topique, et je ne me sentais pas capable de remplir les conditions que l'on imposait à ces débats. Il me semble, à cette heure, que de tels avis, aisés à donner, malaisés à suivre, ne sont peut-être pas aussi impérieux que je l'imaginais. Les débats en s'étendant, en franchissant les étroites limites qu'on leur fixait d'avance, en dépassant le cercle d'une pure réglementation d'industrie, pour aborder la recherche et l'étude des causes réelles de l'épouvantable mortalité des nourrissons de Paris, ces débats, dis-je, n'ont rien perdu en prestige, en portée sérieuse, en autorité véritable. Il ne s'agit pas seulement de dire et de faire vite, comme on le voulait de nous; il ne s'agit plus d'offrir promptement, et sans le faire attendre irrévérencieusement, un projet de règlement à une commission officielle, laquelle n'a sans doute pas besoin de tant de hâte, et saura bien réglementer d'elle-même. Le rôle de l'Académie me paraît tout autre : elle a devant elle la plus haute question de médecine sociale qui puisse la préoccuper ; elle ne doit pas la laisser passer sans la scruter dans ses redoutables profondeurs. Elle ne doit pas laisser croire au monde savant qui l'écoute, à l'autorité qui recueillera ses avis, que tout sera dit et fini par la présentation et l'acceptation d'un règlement de police, que cette grande misère sociale ira en s'éteignant sous la mise en pratique de simples mesures administratives ; et que, cette dernière œuvre faite, la réparation est accomplie ; une tache honteuse ne déshonore plus notre civilisation.

Ce sentiment, je n'ai pas à le faire prévaloir ; il est celui qui a inspiré la plupart de ceux de nos collègues que vous avez entendus, MM. Boudet, Fauvel, Bouchardat, M. Husson lui-même ; il est certainement devenu le vôtre, messieurs, et je tâcherai de lui rester fidèle. Si j'ose ajouter quelques développements à ceux que cette discussion a déjà reçus, c'est pour creuser plus avant, si je le puis, dans les causes du mal, c'est pour les déterminer avec plus de précision, pour signaler surtout celles qui ont un caractère accusé de permanence et de généralité. Tout est dans ces recherches ; cette mortalité des nourrissons de Paris et des cités populeuses, on ne l'affaiblira qu'en la poursuivant dans ses causes réelles, qu'en la tarissant à sa source. Hors de là, tous les efforts seront presque vains ; les meilleurs se perdront ; on ne proposera que de faibles expédients, on ne remédiera qu'à des faits secondaires ; on pourra régulariser des moyens d'enquête qui permettront de mesurer l'étendue du mal, mais sans fournir les moyens de l'atteindre et de le guérir.

Avec notre collègue M. Fauvel, je place en tête des causes qui pèsent lourdement sur la mortalité des nouveau-nés dans les grandes villes, la faiblesse native. Cette cause est certainement l'une des plus puissamment désastreuses. Elle seule peut suffire à compromettre le sort d'une race, à neutraliser les tentatives d'amélioration, les soins ultérieurs donnés à l'être naissant. Mais cette faiblesse n'est elle-même qu'un effet; elle a ses causes propres, et c'est seulement en étudiant celles-ci, et en les appréciant sainement, que l'on pourra espérer de modifier et d'arrêter, dans l'avenir, la déchéance native de la conception. Une telle étude nous appartient pleinement, comme tout ce qui touche à l'amélioration physique de l'homme; nous ne saurions en concevoir une plus féconde en résultats. Il est bon de guérir, il est meilleur de rendre une race plus vivace et plus forte; il est meilleur de vaincre à l'avance la maladie par une vie rendue plus résistante.

La faiblesse native des nouveau-nés dans les grandes villes reconnaît un ensemble de causes que l'on peut résumer, pour la plupart, en ces simples mots : mauvais état de la maternité, mauvais état de la paternité. C'est un fait douloureux, mais incontestable que la maternité, en général, s'accomplit mal parmi nous ; elle est en péril, surtout dans les classes ouvrières et nécessiteuses, qui sont les classes productrices et nourricières de la société. Cherchons les causes de ce fait, et voyons d'où provient cette décadence.

La maternité se présente sous deux conditions bien différentes : il faut la considérer dans les unions légitimes d'abord, et ensuite dans ces unions illégitimes, qui, d'ordinaire, méritent si peu le beau titre d'unions qu'on leur donne.

Dans les unions légitimes, un seul mot, la misère, la misère passée et la misère présente, prépare et explique le triste état de la maternité. Ici la question du paupérisme se dresse avec ses douloureuses difficultés, plaie profonde de toutes les sociétés du passé, de toutes les sociétés actuelles moindre pourtant aujourd'hui que jamais elle ne fut, que l'avenir atténuera encore, sans jamais la cicatriser entièrement. Le problème à résoudre pour diminuer la mortalité due à la faiblesse native des nouveau-nés dans les classes nécessiteuses, se résout donc en celui-ci : diminuer la misère de la famille, adoucir ses charges, la faire participer à tous les produits de son pénible travail ; et, comme la

misère physique marche toujours à côté de la misère morale,
l'engendre ou est engendrée par elle, diminuer la misère
morale est non moins nécessaire que diminuer la misère
physique; et pour cela, il faut instruire, instruire encore,
instruire toujours, instruire la fille qui doit devenir une mère,
l'homme sur qui reposera un jour l'entretien de la famille.
Tel est le remède que la science proclame, et que l'intérêt
social exige; association et instruction, tels sont les puissants modificateurs qui peuvent, en se soutenant l'un l'autre,
relever avec les conditions de la famille celles de la maternité, et fournir des générations qui ne soient pas décimées
aussitôt que nées. Je n'insiste pas, messieurs, je craindrais de
sortir des convenances et des limites naturelles de ces débats.

Dans les unions illégitimes, la maternité est plus profondément déchue, et la mortalité des enfants nouveau-nés plus
effrayante. Les naissances naturelles donnent, en effet, un
chiffre de mortalité incomparablement plus élevé que celui
des naissances légitimes, et cela à tous les âges. Cet excès de
mortalité commence à paraître au chiffre même des enfants
morts-nés, bien plus considérable pour les enfants naturels;
il continue d'une façon lamentable pour les enfants d'un jour
à un an; il ne s'arrête pas là, et à la campagne surtout, où
refluent nombre d'enfants naturels venus de la ville, la
mortalité reste constamment supérieure à ce qu'elle est pour
les enfants légitimes. Cette infériorité vitale des enfants
naturels est constatée par toutes les statistiques. Nous nous
bornerons à mentionner d'après un livre qui fait autorité,
celui de M. Legoyt (1), les chiffres comparés des mort-nés,
et ceux des enfants de 0 à 1 an. Sur 10 000 naissances, on
trouve comme mort-nés pour le département de la Seine,
610 enfants légitimes, 856 enfants naturels; pour la population urbaine, 494 enfants légitimes, 795 enfants naturels;

____

(1) *La France et l'étranger, études de statistique comparée*, par
M. Legoyt, secrétaire perpétuel de la Société de statistique de Paris. Con-
sultez le § 4, p. 487 : *Décès comparés des enfants légitimes et des enfants
naturels.*

pour la population rurale, 368 mort-nés d'un côté, 641 mort-nés de l'autre. Pour la mortalité de 0 à 1 an, on trouve, pour le même nombre de naissances, 1511 morts d'enfants légitimes et 2068 morts d'enfants naturels dans le département de la Seine ; pour la population urbaine, 1622 morts d'un côté, 2541 morts de l'autre ; pour la population rurale, 1619 morts d'enfants légitimes, et 4099 morts d'enfants naturels ; ce dernier nombre est évidemment grossi par le transport à la campagne d'enfants naturels nés à la ville.

Afin de juger, messieurs, quelles hécatombes humaines cachent les chiffres que je viens de citer, il faut se rappeler que sur 900 000 naissances annuelles en France, 80 000 sont illégitimes ; et qu'à Paris, en particulier, sur 54 000 naissances annuelles, l'illégitimité compte plus de 16 000 naissances, et ces chiffres ne cessent de croître ! L'énorme tribut payé à la mort par les enfants naturels n'est pas le seul qui soit à la charge des unions illégitimes. Derrière ce tribut apparent et saisissable, se cache un tribut criminel qu'il est difficile de mesurer, mais qui, hélas ! semble grossir et se multiplier dans l'ombre, celui des avortements et des infanticides. C'est là une mortalité des nouveau-nés anticipée, qui n'entre pas en ligne de compte dans les statistiques, mais qu'il est bon de rappeler pour montrer, sous tous ses aspects, le mal hideux que nous avons à réprimer.

Les unions illégitimes n'engendrent pour la plupart que des produits marqués d'une faiblesse native irrémédiable : qui pourrait s'en étonner ? Quelle misère est comparable à celle qui frappe ordinairement la fille enceinte, la fille mère ? Dans les unions légitimes, il y a le travail de deux, celui du père et celui de la mère, pour préparer et soutenir la vie d'un troisième être, celle de l'enfant, qui ne produit rien et qui consomme ; dans l'union illégitime, il n'y a le plus souvent que le travail d'un seul pour soutenir la vie de deux, et le travail qui subsiste n'est pas seulement le moins productif ; bientôt les approches et la fonction de la maternité viennent l'entraver et le tarir. La fille enceinte vivant de son travail ! Vous figurez-vous, messieurs, ce que doit être cette vie, et quelle énergie vitale elle peut donner à l'être nouveau qu'elle pétrit de matériaux débiles et insuffisants! Rappelez-vous ce qu'est le salaire ordinaire de la femme, rappelez-vous ce livre de *l'Ouvrière* que vous n'avez pu lire sans émotion, œuvre chaleureuse d'un philosophe, homme d'État, qui sait où sont et comment doivent être étudiées les questions vitales des sociétés modernes. La fille mère est donc nécessairement et profondément misérable, et à côté de sa détresse physique, quelle détresse morale! Abandonnée parce qu'elle est enceinte, au lieu des espérances joyeuses de la maternité ne connaissant que des tristesses insurmontables, repoussée, sans appui, elle marche de dégoût en dégoût, de défaillance en défaillance jusqu'au jour de la délivrance. Aussi, loin de s'étonner que le produit de ses entrailles n'ait point toute la vigueur d'un beau fruit, il y a plutôt à s'étonner qu'il ne soit pas encore plus desséché, et que parfois il conserve une apparente et même une réelle vigueur. Il faut à la nature une bien opiniâtre résistance, alors qu'elle se livre au travail mystérieux de la conception et de la gestation d'un être nouveau, pour que cet être, né dans un milieu appauvri et tourmenté, se développe cependant et grandisse à travers des conditions si hostiles.

Contre des maux si profonds, qu'y a-t-il à faire, messieurs? Secourir la fille mère, l'encourager à nourrir et à garder son enfant. C'est là sans doute une œuvre utile, mais est-elle suffisante? Pourra-t-elle à elle seule éteindre la mortalité si surchargée des enfants illégitimes, corriger leur faiblesse native? relèvera-t-elle assez puissamment la mère pour qu'elle fournisse une bonne gestation, et à la suite un bon allaitement? Il ne faut pas l'espérer; il faut porter la vue plus haut, remonter aux conditions mêmes qui amènent la fréquence des unions illégitimes, et corriger ces conditions de façon que ces unions fatales deviennent plus difficiles et plus rares. Là est le remède sérieux. Or, c'est une vérité triste à proclamer : sur bien des points, notre organisation sociale est faite pour pousser aux unions illégitimes, ou même dirigée directement contre le mariage.

Pour démontrer la réalité de ces derniers faits, je ne vous parlerai pas, messieurs, des dangers que présentent les villes à population immense, des tentations qu'elles récèlent, des occasions nombreuses et faciles qu'elles offrent aux unions illégitimes. Il n'y a ni à proscrire, ni à blâmer l'extension envahissante des grandes villes. Les grandes villes sont les foyers ardents de nos civilisations, elles ont toujours été l'une des gloires et l'un des plus imposants spectacles de l'humanité ; il faut accepter le mal inévitable qu'elles apportent à côté des splendeurs qu'elles enfantent ; il n'y a donc pas à dresser contre elles des actes d'accusation impuissants autant qu'injustes. Mais ces dangers inhérents aux grandes villes, nous ne devrions pas les augmenter et les rendre presque insurmontables par nos lois, par nos institutions, par les habitudes morales qui découlent des unes et des autres. Nous avons été élevés dans une admiration aveugle pour notre Code civil, nous le déclarons volontiers incomparable, et il a reçu comme un reflet de l'éclat du grand homme de guerre au nom duquel on l'a associé. Ces temps d'idolâtrie semblent disparaître ; la lumière se fait peu à peu sur les graves imperfections qui déparent le Code Napoléon ; et parmi celles-ci, je n'en sais pas de plus affligeantes, au point de vue social et moral, que celles qui interdisent toute recherche de paternité, et livrent la jeune fille sans protection et sans secours possible à toutes les entreprises de la passion et de l'immoralité.

Ne craignons pas de le dire, la loi française pousse sans réserve aux unions illégitimes, en affranchissant de toute responsabilité celui qui se joue des devoirs d'une paternité dont le poids lui incombe. Qui retiendra cet homme qu'aucune loi ne menace ? Le plaisir est là ; il le goûte en passant ; et dès que ce plaisir le conduit à un austère devoir, le plus souvent il fuit, et la charge vient écraser, dans son isolement, une pauvre fille, moins coupable à coup sûr, ayant moins voulu sa faute que celui qui se dérobe insouciant du mal qu'il a fait, et que bientôt il aura négligemment oublié. Car l'insouciance de la loi a passé dans nos mœurs ; nous avons pris comme l'habitude de ces lâches abandons, et s'il y a des exceptions nous les appelons honorables, tant elles sont exceptions et contrastent avec la conduite commune. En face de ce spectacle douloureux et de chaque jour, il faut que la science fasse savoir à tous que ces unions illégitimes, tacitement favorisées par la loi, enfantent pour sacrifier à la mort précoce, qu'elles contribuent pour une large part à cette mortalité des nouveau-nés qui afflige le pays, et menace sa prospérité matérielle, l'accroissement régulier de sa population. Peut-être alors le législateur se demandera-t-il si la loi, quoique inscrite dans nos codes, est bonne en soi; et s'il veut regarder ces grandes nations anglo-saxonnes qui couvrent le monde de leur prospérité, il y découvrira l'application féconde de principes opposés aux nôtres, et il jugera des conséquences sociales auxquelles les uns et les autres conduisent.

Il n'y a pas seulement, messieurs, ces faveurs indirectes de la loi française pour les unions illégitimes; il y a plus encore: il y a de grandes institutions dirigées contre le mariage, il y a de grandes agglomérations d'hommes jeunes et valides, le plus ardent et le plus pur de notre race, auxquelles on ne laisse d'autres ressources que les unions de passage, la pire espèce des unions illégitimes. Je veux parler des grandes armées permanentes. On ne saura jamais le mal qu'a fait à notre pays l'institution des armées permanentes, ces conscriptions impitoyables qui, tous les ans, arrachent au foyer le meilleur choix de la jeunesse française, pour le livrer aux encombrements malsains de la caserne, à la vie oisive et corrompue de garnison. De tous les fléaux que nous a légués le premier empire (car c'est lui qui a fait passer dans nos mœurs nationales ces immenses conscriptions), il n'en est pas qui nous ait été plus funeste, il n'en est pas que nous ayons amnistié avec plus d'imprévoyance. Enivrés de gloire militaire, nous n'avons pas regardé à quel prix nous l'achetions, au prix du dépérissement futur de notre race. Pour nous en tenir au point spécial qui nous occupe, pensez, messieurs, à la situation de quatre à cinq cent mille hommes jeunes et vigoureux, à qui le mariage est interdit, sans qu'ils aient fait vœu de continence, et que l'on jette sur le pavé des grandes villes, livrés et nécessairement adonnés à toutes les séductions! N'est-ce pas décréter en quelque sorte la prostitution ou les unions illégitimes? Cela est si vrai que partout, ainsi que le dit M. Legoyt (1), le nombre des naissances naturelles s'accroît en raison directe des effectifs militaires. Triste, mais instructive solidarité!

Nous le verrons bientôt, l'influence des armées permanentes n'est pas moins délétère quant à l'affaiblissement de la paternité. Mais je tiens avant d'aller plus loin à ce que ma pensée, relativement à l'armée de mon pays, soit bien comprise. Je ne veux pas porter atteinte à la gloire légitime qui lui revient ; je parle uniquement de son organisation et des conséquences sociales de cette organisation. Autrement organisée, notre armée eût su acquérir et conserver toutes ses gloires : c'est le sang français qui coule dans ses veines, et non la vertu de la conscription, qui lui donne son indomptable élan, son patriotique dévouement. C'est là ce qu'il faut admirer en elle, et personne ne lui paye plus que moi ce tribut d'admiration.

Le mauvais état de la paternité est non moins incontestable que celui de la maternité, dans les grandes villes surtout ; et il vient à son tour, et pour sa part, fournir l'explication de la faiblesse native des nouveau-nés. Si l'on veut avoir l'idée de la déchéance de la paternité, à Paris en particulier, il faut étudier ce qui reste de la génération mâle, si largement décimée dans l'enfance, à l'époque du recrutement militaire, et voir quel est l'état de cette portion restante. Nous citerons sur ce point les détails recueillis par un de nos confrères qui se livre avec beaucoup de distinction aux travaux de statistique médicale : « Si l'on interroge, nous dit M. le docteur Vacher, la statistique du recrutement, elle nous apprend que sur 100 Parisiens nés vivants, il n'en reste plus à vingt ans que 39,2 ; tandis que pour toute la

____

(1) Ouvrage cité, p. 541.

France, le nombre des survivants mâles à vingt ans est de 63,8 pour 100.

» Voilà un premier résultat qui ne prouve pas en faveur de notre vitalité; en voici un second qui ne flatte pas notre amour-propre parisien. Sur 100 conscrits français examinés, on compte 22 réformés pour infirmités de toute nature, et 5,7 pour défaut de taille; à Paris, le nombre des exemptions s'élève à 29,5 pour la première cause, et à 8,9 pour la seconde. » Vous pouvez juger, messieurs, par ces simples données statistiques, l'état déplorable de la population virile de Paris, alors qu'elle arrive à son apogée, et qu'elle est sur le point d'atteindre au meilleur âge de la paternité; et cet état n'est pas uniquement l'apanage de la population de Paris; du plus au moins, il est celui de la population de toutes les grandes villes. En outre, la situation ainsi constatée à l'époque du recrutement ne va pas en s'améliorant dans les années qui suivent; elle marche, au contraire, à une déchéance continue et progressive.

Les raisons de cet abaissement de la population masculine ne sont que trop nombreuses. Il faut d'abord placer en tête l'influence héréditaire. Cette génération abâtardie provient de pères et mères débilités, comme à son tour elle engendrera des enfants nativement faibles; enchaînement funeste, et que l'on ne saurait vaincre. A cette cause première, il faut ajouter toutes celles qui tiennent au milieu social. Il suffit de rappeler les misères de la population ouvrière, qui, pour être moindres chez les hommes que chez les femmes, n'en sont pas moins trop réelles souvent; le grand nombre des industries nuisibles ou organisées contre les lois de l'hygiène; les vices et les maladies qui déciment ou corrompent les classes populaires, l'alcoolisme et la syphilis entre autres. Ce sont là des fléaux qui frappent des victimes sans nombre, et dont il ne nous est pas donné de prévoir l'extinction. C'est toujours le paupérisme et l'ignorance qui sont au fond de ces situations; et je ne puis que répéter ici cette parole qui résume tout : instruire, instruire le peuple sur ses intérêts véritables et sur ses devoirs, lesquels sont solidaires toujours loin d'être

jamais opposés, comme il est parfois disposé à le croire. Il y
a là toute une suite d'études économiques à conduire et d'efforts soutenus à réaliser, pour modifier peu à peu les conditions qui altèrent la paternité. Mais il faut bien le savoir, si le
mal n'est pas absolument irrémédiable, beaucoup de temps
et de persévérance seront nécessaires pour obtenir quelques
résultats favorables. Toutes les fois qu'il y a à lutter contre
des vices et des passions qui ont pénétré dans les couches
rebelles et profondes de la société, on peut prévoir des luttes
longues et opiniâtres, ou plutôt des luttes éternelles, parce
qu'elles ne sauraient se terminer ni par la défaite, ni par une
complète victoire.

A côté de ces faits qui frappent directement la paternité,
il en est d'autres qui l'affaiblissent indirectement, mais non
moins sûrement, et dont nous sommes les maîtres, que la loi
a créés, que la loi peut effacer : je veux parler encore des armées permanentes. Nulle institution n'a plus fatalement miné
la paternité. Elle enlève tous les ans, depuis le second empire, cent mille hommes pour les vouer au célibat, et surtout
à la prostitution et aux unions illégitimes. Ce sont cent mille
hommes robustes, arrachés pour la plupart au foyer rural, à
l'agriculture, la plus féconde, la plus morale, la plus salubre
des industries, enlevés au mariage qui seul donne à la population l'accroissement et la force. M. Fauvel nous le disait,
il y a pénurie de nourrices : rien de plus vrai ; et, dans ce
mal, l'institution des grandes armées permanentes peut réclamer une large part. Ces quatre ou cinq cent mille hommes
qui, pour la plupart, seraient mariés dans nos campagnes,
n'augmenteraient-ils pas dans des proportions rassurantes le
nombre trop restreint des nourrices ? L'offre des nourrices
mercenaires monterait certainement, les choix seraient meilleurs, la mortalité des nourrissons s'atténuerait par suite.
Sur ces cinq cent mille hommes, il est vrai, un certain nombre, tous les ans, est rendu à la vie civile. Mais ceux-là mêmes
rentrent rarement au foyer domestique ; presque tous sont
perdus pour le village, pour le hameau natal ; ils viennent
augmenter la population des grandes villes, où ils rapportent

trop souvent une santé ruinée par les exigences et la dépravation de la vie de caserne et de garnison. Qui ne sait les ravages exercés dans l'armée par la tuberculose et la syphilis? Et ces tuberculeux et ces syphilitiques, libérés ou réformés, deviennent ensuite des pères qui lèguent à leur descendance, parfois même transmettent à leurs femmes, des débilités incurables, des affections contagieuses ou héréditaires, qui se traduisent toujours en augmentation de mortalité dans le bas âge.

Vous le voyez, messieurs, à quelque point de vue qu'on l'envisage, l'institution des armées permanentes est condamnée par l'hygiène sociale; c'est une plaie dévorante attachée au flanc du pays. Une société, comme un individu, ne peut impunément braver les lois de l'hygiène imposées par la nature. Le corps social résiste longtemps, il est vrai, aux blessures qu'il reçoit; son sang et ses forces se perdent moins visiblement et plus lentement que ceux d'un organisme individuel. Sa vie amoindrie se prolonge; une décadence qui doit se continuer durant des siècles n'est pas manifeste à son début; mais le cours est fatal néanmoins, si le mal est méconnu, si le remède n'est pas institué. On peut craindre que nous ne résistions pas à la durée indéfinie des armées permanentes. C'est ma conviction profonde. Aussi la science ne doit cesser de montrer au législateur tous les dangers que récèle cette simple loi, si rapidement votée tous les ans, d'un appel de cent mille hommes. Le législateur entendra et comprendra peut-être un jour, et il méditera les institutions militaires de cette race qui nous donne tant de salutaires exemples, et qui a su, mieux que nous, concilier les exigences de la gloire et de la sûreté nationale avec les exigences de l'hygiène sociale. Il interrogera la raison de cette fécondité intarissable des peuples anglo-saxons, qui non-seulement voient leur population territoriale progresser régulièrement, mais encore déversent un trop plein incessant vers le nouveau monde, lequel devient à son tour le plus énergique représentant de la forte race qui émigre vers lui. J'ai l'espoir que sous le souffle libéral qui est venu le ranimer, notre pouvoir législatif hésitera dorénavant à demander au pays le sacrifice permanent de ses enfants, qu'il le diminuera d'abord, pour le supprimer ensuite, et instituer à sa place un service accepté ou subi par tous, capable de défendre et de soutenir notre honneur national, sans imposer le long abandon du foyer, et l'émigration définitive dans les casernes d'une grande ville. En attendant, l'Académie peut le dire hautement : l'affaiblissement de la paternité, la pénurie des nourrices, la mortalité des nourrissons, le pays le doit en partie à ses institutions militaires.

La double déchéance de la maternité et de la paternité, quelle qu'en soit l'importance, ne livre pas cependant la raison complète de la mortalité des nourrissons. Le nouveauné, même celui qui provient de parents valides, est une créature faible, que toutes les influences extérieures affectent d'une façon irrésistible, que le défaut de soins, que le froid, qu'une alimentation insuffisante ou mauvaise impressionnent et troublent dans son économie délicate. Lorsque l'on sait quelle surveillance de tous les jours il faut exercer sur les nourrices à domicile, afin qu'elles portent aux enfants qu'on leur confie les soins convenables, afin qu'elles ne leur donnent pas à la dérobée une nourriture indigeste, lorsque l'on sait avec quel art elles savent souvent dissimuler la diminution de leur lait, on ne peut s'étonner que les nourrices de la campagne, placées en dehors de toute surveillance immédiate, livrées à elles-mêmes, non contenues par la tendresse vigilante de la mère, se laissent aller à la plus funeste incurie. Cette incurie même atteint trop souvent à un degré où elle doit changer de nom ; elle n'est pas toujours inconsciente et involontaire ; elle devient parfois criminelle, et laisse sciemment s'accomplir, à travers des souffrances plus ou moins prolongées, la perte du malheureux nourrisson. Il y a là des maux affreux et des crimes impunis qui ont soulevé l'indignation de tous ceux qui les ont vus de près. Pour ceux qui ne scrutent pas à fond toutes les conditions douloureuses du problème social posé devant vous, ces maux semblent les seuls réels, ou du moins ils saisissent tellement l'attention, qu'ils rejettent dans l'éloignement toutes les causes que j'ai étudiées ci-dessus, quoiqu'elles soient les causes permanentes et majeures. C'est contre les maux et les sévices dont sont victimes les enfants envoyés en nourrice à la campagne, que votre commission a dirigé tous ses efforts, et l'on ne peut que la louer d'avoir voulu combattre ces horribles misères.

A cet effet, la commission nous propose un règlement composé de deux titres : un premier, consacré aux nourrices et aux conditions qui leur sont imposées pour qu'elles puissent demander et obtenir un nourrisson ; le second réglemente l'industrie des bureaux de placement, du marché des nourrices. Un coup d'œil jeté sur les dispositions principales du projet de la commission nous permettra d'en mesurer la portée, et de prévoir l'influence qu'il est destiné à exercer.

Le titre I impose aux nourrices des conditions présentées sous une forme absolue : «Toute nourrice, dit l'article I, qui voudra se procurer un nourrisson, devra être munie d'un certificat délivré par le maire ou par le commissaire de police. Aucune nourrice (article III) ne pourra se charger d'un enfant sans être munie d'un carnet. » Ces prescriptions ne semblent comporter aucune restriction dans le projet tel qu'il est formulé ; M. Fauvel s'est élevé avec raison contre leur caractère attentatoire à la liberté individuelle, à laquelle les nourrices ont droit jusqu'ici comme tout autre. Une loi seule et non un règlement de police pourrait les contraindre à subir ces formalités si elles s'y refusent. A cela l'honorable président de la commission, M. Husson, a répondu que celle-ci n'avait jamais eu la pensée de restreindre la liberté des nourrices et des familles, et que le carnet proposé n'était pas obligatoire. S'il en est ainsi, le projet de règlement aurait dû le dire, et ne pas s'exprimer comme si réellement il n'admettait aucune exception. En fait, on ne peut exiger de carnet que des nourrices qui se présenteront aux petits bureaux, parce qu'on peut forcer ceux-ci à le réclamer ; et, en effet, le titre II destiné aux bureaux de placement ne manque pas de leur imposer cette obligation. « Il est fait défense expresse, dit l'article VII du titre II, aux meneurs, meneuses et directeurs de bureaux de nourrices, de s'entremettre pour procurer des nourrissons à des nourrices qui n'auraient pas été enregistrées et qui ne se seraient pas munies d'un carnet. » Eh bien ! messieurs, veuillez sonder les résultats qui sortiront de cette différence de situation établie entre les nourrices libres, traitant librement avec les familles, et les nourrices qui, enregistrées et munies d'un carnet, s'adresseront aux petits bureaux. Ne doit-il pas en découler infailliblement ce fait, à savoir que le nombre des nourrices qui traiteront plus ou moins directement avec les familles ira en augmentant, et que le nombre des nourrices qui passeront par les bureaux diminuera en proportion ? On va du côté où l'on est affranchi de toute contrainte, on ne se porte pas volontiers du côté où apparaissent des gênes, des restrictions importunes, une surveillance toujours incommode. Or, savez-vous ce que l'on fait, messieurs, en édictant des mesures qui développent le trafic direct des nourrices mercenaires de la campagne avec les familles de la ville, ou du moins qui remplaceront l'intermédiaire réglementé des bureaux par l'intermédiaire caché des sages-femmes ou des placeuses sans aveu ? On accroît dans des proportions déplorables la mortalité déjà si forte des nourrissons envoyés en province. La comparaison faite par M. Boudet de la mortalité des nourrissons placés par le bureau municipal et le service des enfants assistés, par les petits bureaux, et par les familles entrant en relation directe avec les nourrices, montre une gradation ascendante dans l'échelle de mortalité, dont le plus bas chiffre appartiendrait au bureau municipal, et le plus élevé de beaucoup aux mères confiant elles-mêmes leurs enfants aux nourrices mercenaires. Je sais bien que M. Husson regarde les chiffres et les calculs présentés par M. Boudet comme peu concluants, et n'offrant pas toutes les garanties désirables. Mais il n'a substitué aucun calcul à ceux qu'il suspecte, et vraiment je ne crois pas que, dans leur ensemble, les chiffres présentés par M. Boudet soient contestables. Les nourrissons parisiens visités et surveillés directement par leurs mères, même dans les départements voisins, sont, hélas! bien rares, et ils n'entrent guère en ligne de compte dans le bilan des tables mortuaires. Le tableau que nous a tracé M. Husson sur ce sujet me semble un peu tableau de complaisance. La triste vérité est que les nourrissons placés par leur mère, cela veut presque toujours dire abandonnés par leur mère, pour un temps du moins ; et ce temps d'abandon suffit pour que la mort s'approche d'eux et les moissonne. Vous le voyez donc, messieurs, imposer aux nourrices des certificats ou un carnet qui les éloignent des bureaux de placement, c'est indirectement favoriser le placement le plus funeste pour les nourrissons, c'est accroître dans l'avenir la mortalité que l'on veut diminuer. Ce carnet que les bureaux seuls pourront exiger, que les nourrices libres se garderont de prendre, ce carnet ne portera aucun remède à la mortalité actuelle des nourrissons confiés à ces nourrices, et c'est celle-là surtout qu'il faudrait atteindre. Ne pouvant rien contre la part la plus considérable du mal, tendant même à augmenter cette part, le carnet demeure une mauvaise mesure que l'Académie, je l'espère, ne ratifiera pas.

Ce n'est pas tout, et je crois que même dans les cas où il sera rendu obligatoire, c'est-à-dire dans les cas où les petits bureaux opéreront les placements, le carnet restera une mesure inutile, ne pouvant en rien modifier l'ordre actuel des choses. Le carnet, en effet, n'impose aucune garantie nouvelle aux nourrices qui le reçoivent ; il ne fait que constater l'état civil de la nourrice, et les divers certificats du maire et du médecin dont elle est forcément munie. Or, cet état civil, les bureaux sont tenus de le dresser aux termes du règlement de police qui les régit, et en outre il leur est défendu de confier un nourrisson à toute nourrice qui n'aurait pas ses certificats en règle. Pour les nourrices qui se mettent en rapport avec les petits bureaux, le carnet est donc une surcharge: qu'on l'adopte ou qu'on le rejette, il n'y aura au fond rien de changé. Je ne vois pas quel intérêt on pourrait invoquer pour introduire cette nouvelle et rebutante formalité; aussi serai-je heureux si la commission consentait à retirer une proposition qui me semble ou dangereuse ou inutile.

Je passe au titre II qui réglemente l'industrie des bureaux
de placement. Tout établissement, toute industrie qui peuvent être nuisibles doivent être contrôlés et surveillés. L'État,
au nom de la sécurité publique, a le droit de leur imposer
des règles destinées à prévenir les dommages qu'ils peuvent
causer. Les marchés sur lesquels on traite de l'allaitement, et
par conséquent de la vie des enfants du premier âge, doivent
être surveillés entre tous, de façon qu'ils offrent les meil-
leures garanties, et qu'ils ne deviennent pas un champ
de mort pour des êtres sans défense. Malheureusement la réglementation n'est pas ici plus puissante, ni plus efficace que
dans tant d'autres industries hostiles à la vie humaine. Que
peut-on imposer aux bureaux de placement, sinon un local
convenable pour recevoir et loger les nourrices, un registre
d'inscription exactement tenu pour noter le nom, l'âge, le
domicile de la nourrice, et ceux de l'enfant qui lui est confié?
Ajoutez à cela l'observance de quelques règles relatives aux
certificats que les nourrices doivent fournir, et tout est dit.
Les règlements proposés par la commission rééditent toutes
ces prescriptions anciennes pour la plupart. La commission
a cru réaliser une mesure efficace en exigeant que le certificat d'aptitude de la nourrice soit délivré, non par un médecin attaché au bureau même de placement, mais par un médecin de la localité où réside la nourrice, elle a pensé que
ce dernier offrirait plus de garantie d'indépendance, et que
des certificats de complaisance n'arriveraient plus ainsi à des
nourrices insuffisantes ou mauvaises. Nous ne le croyons pas.
Quel est le médecin de village qui, sollicité par une nourrice
que souvent il ne connaît pas ou qu'il connaît à peine, refusera un certificat, alors qu'il lui est demandé par tel client ou
tel voisin qui se porte facile garant pour la nourrice? Ce certificat, après tout, ne doit avoir son effet que loin du pays ;
il s'agit d'aller chercher un *petit parisien* que l'on nourrira
bien ou mal; refuser une attestation serait se rendre impopu-
laire; il semblerait que l'on refuse à une pauvre nourrice un
gagne-pain légitime. Aussi, que de fois le certificat sera donné
de confiance, sans examen sérieux ! Mieux vaut encore, je

crois, le contrôle, si affaibli qu'il soit, des médecins de bureaux de placement, que le contrôle éloigné obtenu par la
nourrice intéressée. D'ailleurs, ce certificat de médecin, on
peut l'exiger des nourrices qui passent par les bureaux, de
même qu'on exigera d'elles le carnet ; mais comment l'exiger
des nourrices qui traiteront directement avec les familles ?
Il y aura donc là toute une catégorie de nourrices qui se dé-
robera à ces garanties si faibles qu'elles soient ! Quel bien
attendre de prescriptions qui demeurent ainsi particulières
et restreintes, alors qu'il s'agit de parer à un mal si général
et si profond ?

Il est aisé de le prévoir, messieurs, toute cette réglementation de l'industrie des petits bureaux ne sera pas même un
palliatif contre le fléau destructeur que vous avez à combattre;
elle n'a rien pu dans le passé, elle ne pourra guère plus dans
l'avenir ; elle peut permettre de savoir avec quelque précision où est placé le nourrisson qui part de la ville, et de le
retrouver au moment où on le désirera; mais son action ne va
guère au delà ; elle n'assure pas au nourrisson des soins
efficaces, une nourriture appropriée et abondante. Je ne
blâme pas, j'accepte même l'adoption des prescriptions pro-
jetées, mais sans me faire illusion sur leur peu de valeur ; je
ne puis me rendre au sentiment de la commission qui, de l'ensemble de ces mesures, espère obtenir des *changements heureux de l'état de choses actuel.*

J'ajouterai une dernière observation au sujet de ces règlements, c'est que je n'en aime pas la forme telle qu'elle nous
est soumise. Je ne crois pas l'Académie instituée pour propo-
ser, sur des matières administratives, des règlements rédigés
article par article. Cela la conduirait, par exemple, à for-
muler des articles comme les trois derniers que nous présente la commission, je veux parler des articles XII, XIII,
XIV, lesquels ont pour objet de charger les maires, commis-
saires de police, inspecteurs, chacun en ce qui le concerne,
de veiller à l'exécution du présent règlement, de faire dépo-
ser deux exemplaires du règlement dans chaque mairie ou
bureau de police, et de déférer aux tribunaux les contraven-

tions pour être poursuivies conformément aux lois. Tous ces
détails de police administrative ou judiciaire ne nous regar-
dent vraiment pas ; laissons ces formules et ces soins à qui de
droit. Bornons-nous à exposer les exigences de l'hygiène publique ; faisons œuvre de science pratique, montrons les ap-
plications fondamentales que les choses comportent, mais ne
rédigeons ni un chapitre de procédure, ni des avertissements
de pénalité, et ne décrétons pas un affichage dans les mairies
ou dans les bureaux de police. On saura accomplir cette be-
sogne autoritaire sans que nous y participions nous-mêmes.

Ces projets de règlement, dont l'efficacité future me paraît
si douteuse, donnent-ils le dernier mot de ce que nous avons
à faire ? N'y a-t-il rien à tenter en dehors d'eux qui soit
actuel et topique, pour emprunter les expressions du rapport ?
Faut-il tout remettre à l'avenir, au progrès des mœurs qui
s'opère si lentement ; faut-il tout attendre des grandes réformes que nous avons réclamées, de la réforme des lois et
des institutions qui, à travers les générations, ont amené le
mauvais état de la maternité et de la paternité ? Ce serait,
messieurs, donner au mal dont nous gémissons un règne
encore bien long, ce serait renvoyer à une échéance bien
lointaine une amélioration que tous nous sentons urgente, et
que nous voulons prochaine. Dans l'ordre social, les causes
engendrent leurs effets avec une lenteur obscure ; le bien
comme le mal ne se produisent pas tout à coup et avec une
sorte d'éclat ; il faut savoir préparer et attendre les résultats. Il faut donc, en dehors des réformes fondamentales
que nous désirons, chercher des remèdes immédiats pour al-
léger une situation qui ne peut durer telle qu'elle est sans
honte et sans danger pour le pays.

Ces remèdes existent, moins puissants et moins sûrs que
ceux que nous vaudrait la réforme des mauvaises lois, mais
certainement préférables aux projets de règlements coercitifs
qui vous sont soumis. La commission ne les a pas méconnus,
quoique à tort elle ne les ait pas placés au premier rang ;
tous les orateurs que vous avez entendus les ont acclamés

avec énergie ; je ne puis que me joindre à eux. Oui, il faut favoriser l'allaitement maternel ; c'est le premier point et le plus essentiel. Dans ce but, il n'est pas de sacrifice qui coûte. Il faut rappeler les classes riches à ce devoir qu'elles méconnaissent trop, et leur montrer qu'elles y ont un intérêt direct, que la conservation d'enfants qui coûtent tant à porter aux femmes du monde dont la vie habituelle se révolte contre toute fatigue et toute privation, est plus assurée par l'allaitement maternel que par tout autre. Il faut ensuite doter de secours suffisants les mères pauvres qui nourrissent leurs enfants, et surtout les filles-mères si affreusement déshéritées. Il ne faut pas qu'une mère qui allaite puisse montrer ses mamelles vides de lait parce qu'elle manque de pain, et son enfant mourant de froid parce qu'il est sans vêtements, parce que la mansarde est sans feu, le berceau sans couverture. Il faut enfin que la mère, femme légitime ou fille-mère, qui, par maladie ou par épuisement, ne peut vraiment pas nourrir son enfant, obtienne des secours destinés à fournir à l'enfant une nourrice qui remplace la mère. C'est à cela qu'il faudra consacrer l'argent que M. Fauvel réclamait de l'État, que M. Bouchardat demande à la commune, et non à accroître le salaire des nourrices, dans le but d'accroître leur nombre et de rendre les choix plus faciles et meilleurs. Ce n'est pas à cause de la modicité des salaires que les nourrices manquent ; les nourrices sont, en général, bien payées, comme le faisait remarquer M. Husson. Il faut aviser surtout à n'avoir pas à en demander et à en payer un aussi grand nombre, et pour cela favoriser l'allaitement maternel dans toutes les classes, en le subventionnant lorsque la misère et l'abandon de la mère l'exigent.

Pour remplir résolûment ces obligations sociales, il faudra donc de l'argent, peut-être beaucoup d'argent. Mais quand l'argent a-t-il fait défaut lorsqu'il s'est agi, en France, de dépenses que l'on pouvait appeler nationales ? L'argent a-t-il manqué quand il s'est agi de refaire tout un armement militaire, destiné, je l'espère, à protéger efficacement le pays, et non à opérer, au prix du sang humain, des conquêtes qui ne sont plus de notre temps ? L'argent manque-t-il lorsqu'il s'agit d'embellir nos villes, et d'élever les plus somptueux monuments aux plaisirs des classes privilégiées de la fortune ? Je m'arrête, messieurs ; je ne voudrais pas aller plus loin dans cette voie, dans la crainte d'y rencontrer de ces banales déclamations qu'avant tout je veux éviter. Si l'argent est nécessaire pour sauver les enfants pauvres du premier âge, le pays ne le refusera pas ; il ne saurait trouver une dépense plus morale, et j'ajouterai plus productive, car elle produira ce qui ne saurait trop se payer, je veux dire, des hommes. Que l'on diminue l'exagération ruineuse de nos armées permanentes, et cela seul donnera plus d'argent que n'en sauraient nécessiter les besoins sociaux dont nous nous occupons.

L'Académie n'a pas à s'enquérir des voies et moyens à l'aide desquels des secours efficaces seront distribués à qui de droit. J'émettrai cependant le vœu que de tels secours se répandent non par de pures voies administratives, mais par ces corps mixtes où l'administration est représentée, et où néanmoins domine l'élément libre et civique, comme sont les bureaux de bienfaisance. Ceux-ci seraient dans chaque arrondissement des agents parfaitement préparés pour accomplir cette œuvre nouvelle de charité publique qui viendrait compléter celle déjà si utile qu'ils ont mission de remplir. Il n'y aurait qu'à constituer un fond de réserve pour les besoins spéciaux de la maternité, où les bureaux de bienfaisance pourraient puiser sous le contrôle de l'autorité administrative.

A la suite d'efforts soutenus, d'une active propagande et d'équitables libéralités en faveur de l'allaitement maternel, le nombre des nourrissons envoyés à la campagne diminuerait certainement. Toutefois, tant de mères seront réellement empêchées, ou persisteront dans leur refus de nourrir, que ce nombre demeurera encore considérable. Pour que l'œuvre d'assistance ne reste pas trop incomplète, il faudra veiller à ce que ces pauvres enfants ne deviennent pas victimes de défaut de soins, d'une alimentation insuffisante ou mauvaise, ou d'une alimentation solide prématurée, ou d'odieuses et criminelles spéculations. Pour cela, je me range au vœu formulé par la commission en ces termes : « Encourager la création et le fonctionnement régulier des sociétés et des comités locaux destinés à la protection de l'enfance ». Ici, messieurs, je salue de grand cœur la *Société protectrice de l'enfance* créée sous le coup des plus généreuses émotions, et par l'élan spontané de quelques confrères, interprètes élevés et résolus de la pitié publique. Cette Société, à la tête de laquelle l'Académie retrouve l'un de ses membres, qui semble désormais avoir voué son infatigable activité au service des déshérités de ce monde et de l'honorable pauvreté que lègue trop souvent la science ; cette Société, dis-je, peut servir de modèle et de centre de ralliement pour les sociétés locales. La plupart de nos grandes villes auront bientôt, je n'en fais pas doute, leur société protectrice, instituée à l'exemple de celle de Paris, et en relation avec cette dernière qui peut aspirer au titre et à l'honneur de société mère.

A côté de ces œuvres émanées de l'esprit public et de l'initiative individuelle, il faut admettre l'action et la surveillance administratives, il faut demander, avec la commission, la création « d'un service régulier d'inspection confié à des médecins nommés par l'administration. Ces médecins, toujours d'après la commission, adresseraient des rapports qui seraient transmis à l'Académie, qui, après examen attentif, proposerait, s'il y avait lieu, des récompenses en faveur de ceux dont les travaux de statistique ou d'hygiène de l'enfance auraient paru les plus remarquables ». Ce ne sera pas trop de tous les efforts convergents de l'initiative publique ou privée et de l'action administrative ; il ne faut pas repousser les uns en faveur des autres ; ils sont destinés à se prêter un mutuel appui, de façon que l'œuvre qu'ils se proposent ne demeure pas trop imparfaite, et que le bien s'opère dans la mesure du possible.

J'accède moins volontiers à ce vœu de la commission : « Instituer dans chaque département, sous la présidence du préfet, des comices infantiles, où seraient, chaque année, distribuées des récompenses pécuniaires et honorifiques aux nourrices les plus méritantes ». Je n'aime pas, je l'avoue, ce souvenir des comices agricoles, et ces distributions préfectorales et solennelles de récompenses. Une œuvre de réparation sociale et de piété pour les droits et les besoins de l'enfance ne doit pas prendre des allures théâtrales et bruyantes. Un préfet qui entre et passe dans un département, pour le quitter ordinairement au moment où il commence à le connaître, qui d'ailleurs est, par nécessité, mêlé à toutes les agitations politiques et aux rivalités souvent acharnées de la vie locale; un préfet, dis-je, me paraît mal choisi pour présider à de tels comices, si on les fondait. En outre, s'il est des départements où ces comices auraient une apparente raison d'être, il en est d'autres, dépourvus de grandes villes, où l'allaitement mercenaire à la campagne est de peu d'importance, et où ces comices seraient une institution plus qu'inutile et presque ridicule. Laissons donc ces imitations mal venues, et ne demandons pas de ces institutions toutes taillées sur un patron uniforme, alors que les situations sont radicalement différentes. Donner des secours aux mères, surveiller les enfants et les nourrices qui les allaitent, ne doit pas fournir à l'apparat de fêtes publiques ; il ne faut pas que la justice et la pitié perdent jamais leur caractère intime et recueilli.

Il est temps, messieurs, de finir ce trop long discours. Je le résumerai en quelques propositions fondamentales : réformes des lois civiles et des institutions politiques qui altèrent en France le bon état de la maternité et de la paternité ; réglementation de l'industrie des bureaux de placement ; suppression du carnet et des obligations nouvelles imposées aux nourrices dans le projet de la commission ; secours aux mères nécessiteuses, femmes ou filles mères qui allaitent leurs enfants ; secours à l'effet de procurer des nourrices aux enfants des mères malades ou trop épuisées pour remplir la fonction de l'allaitement ; surveillance administrative et médicale des nourrices de la campagne munies d'un nourrisson étranger ; seconder les œuvres de l'initiative publique et privée en faveur de la protection et de l'hygiène de la première enfance : telles sont, à mon sens, les principales mesures à prendre pour tarir dans leur source et dans leurs effrayants développements les calamités qui déciment les nouveau-nés de nos grandes villes.

J'ai mis en tête les réformes de certaines de nos lois civiles et institutions politiques. En établissant la question si haut et si loin, je ne me dissimule pas les sentiments que j'ai peut-être soulevés dans l'esprit de beaucoup de ceux qui m'écoutent. Je déserte, pensent-ils, le terrain des faits pratiques, ou du moins je compromets les solutions immédiates et modestes qui sont possibles à cette heure ; je pose de tels problèmes à résoudre, et je fais entrevoir de tels devoirs à remplir, que les uns et les autres dépassent la mesure voulue, et qu'ils demeurent inaccessibles. Il faut savoir se restreindre dans ses désirs et dans ses demandes pour qu'ils reçoivent satisfaction : les règlements pareils à ceux que formule la commission peuvent être immédiatement proclamés et exécutés ; les grandes réformes sont toujours ajournées, quelque nécessaires qu'elles soient ; elles demeurent, malgré tout, comme des utopies irréalisables dont on poursuit en vain la fuite incessante.

Je connais ce langage, messieurs, et j'apprécie ce qu'il a de plausible ; mais il ne me paraît pas à sa place au sein de cette Académie, et en regard des questions soulevées. Nous n'avons pas ici à considérer seulement ce qui peut se faire aujourd'hui, et sans déranger aucune des conditions sociales qui nous pressent et nous poussent, bonnes ou mauvaises. Non, ce n'est pas là notre rôle ; nous représentons la science et nous avons à parler en son nom. La science ne connaît qu'une passion, celle de la vérité ; qu'un devoir, la dire coûte que coûte, et quel que soit le problème posé devant elle. Elle ne saurait consentir à abaisser jamais son drapeau, qui plane bien au-dessus des difficultés et des intérêts du moment ; elle peut et elle doit demander tout ce qui lui paraît vrai, juste et bon, sans se préoccuper si ce qu'elle demande à ce titre est immédiatement praticable. Ce qui aujourd'hui est tenu pour impossible et impraticable, deviendra possible demain ; car le vrai a son infaillible avénement. Lorsque l'on est en face d'un mal grave et profond, l'esprit vraiment pratique est celui qui propose des remèdes capables de remédier au mal, et non celui qui croit à l'efficacité de remèdes illusoires et vains. Qu'importe que ces derniers remèdes soient faciles à trouver et à appliquer ? Mieux vaut tendre à ce qui est efficace, quand bien même la demande en paraît téméraire, et la réalisation difficile ou éloignée. Il est des hardiesses salutaires ; il faut que la science sache les avoir en face du pays et de ceux qui le gouvernent, afin qu'elle obtienne un jour une faible part de ce que veut l'éternelle vérité dont elle est le reflet et dont elle représente l'imprescriptible image.

Paris. — Imprimerie de E. MARTINET, rue Mignon, 2.